DU SPASME DE L'ŒSOPHAGE

DANS LE CANCER DE L'ESTOMAC

PAR

LE Dr E. SCHRAMECK
Ancien Externe des Hôpitaux

LYON
A. REY, IMPRIMEUR DE LA FACULTE DE MÉDECINE
4, RUE GENTIL, 4
1895

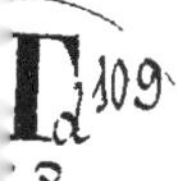

DU

SPASME DE L'ŒSOPHAGE

DANS LE CANCER DE L'ESTOMAC

DU

SPASME DE L'ŒSOPHAGE

DANS LE CANCER DE L'ESTOMAC

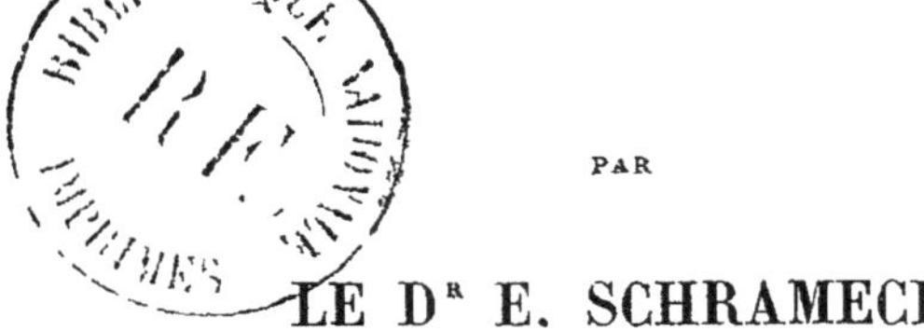

PAR

LE DR E. SCHRAMECK

Ancien Externe des Hôpitaux

LYON

A. REY, IMPRIMEUR DE LA FACULTÉ DE MÉDECINE

4, RUE GENTIL, 4

1895

INTRODUCTION

M. le professeur agrégé Devic, médecin des Hôpitaux, a été l'inspirateur et le guide de ce travail. C'est une marque de plus de cette bienveillante attention qu'il nous a si souvent témoignée et dont le souvenir nous restera comme un des meilleurs de nos études médicales.

M. le professeur agrégé Jaboulay a bien voulu nous éclairer de ses conseils, et nous avons souvent eu recours dans l'accomplissement de cette thèse à ses travaux sur la question. Qu'il daigne agréer l'expression de notre profonde reconnaissance.

Nous remercions M. le professeur Bondet et M. le professeur agrégé Roque, dont nous avons été l'externe de leurs excellentes leçons. Que M. le professeur agrégé Levrat, chirurgien major de la Charité, dans le service duquel nous avons passé pendant notre externat une année entière, et qui nous a tant témoigné d'intérêt, veuille croire a notre respectueuse gratitude.

M. le Dr Julien Tellier, ancien chef de clinique obstétricale, nous a, dans tout le cours de nos etudes, éclairé de ses excellents conseils ; nous lui adressons nos sincères remercîments.

Nous sommes heureux de pouvoir témoigner toute notre reconnaissance à notre excellent maître, M. le Dr H. Dor, pour l'aimable accueil qu'il nous a fait à sa clinique spéciale où nous avons trouvé de si précieux enseignements.

Enfin, M. le professeur Augagneur a bien voulu nous faire l'honneur d'accepter la présidence de notre thèse. La sympathie qu'il nous a toujours témoignée, même dans des circonstances difficiles, ne s'est jamais démentie. Nous n'avons pas d'expression de gratitude assez forte pour l'en remercier. Nous le prions de croire à notre dévouement le plus respectueux.

Nous remercions nos excellents amis les Drs Camille Tellier et Paul Giraud, de leur précieux concours.

Le spasme de l'œsophage ou œsophagisme consiste en une constriction du canal pharyngo-œsophagien, constriction plus ou moins complète et plus ou moins durable, sans lésion organique appréciable au point où elle siège, et pouvant ou produire une dysphagie absolue ou empê cher seulement la déglutition des corps solides ou liquides.

Nous ne nous sommes pas proposé d'analyser dans tous ses détails, et d'étudier d'une façon aussi générale que nous venons de le définir, le spasme de l'œsophage.

Nous n'avons pas cru devoir reprendre après Willis, Hoffmann, Morgagni, Jourdan, Mondière et tous les tra vaux qui suivirent sa remarquable description, l'étude de ce spasme dans toutes ses modalités.

Nos vues sont plus modestes.

Nous voulons seulement, nous renfermant dans un cadre plus restreint, étudier le spasme œsophagien symptomatique.

Nous passerons donc sous silence les cas les plus fréquents de spasme de l'œsophage, qui reconnaissent pour cause l'hystérie, l'hypocondrie, la neurasthénie, ceux qui surviennent à la suite d'émotions vives ou d'affections morales tristes, de l'ingestion d'un liquide trop froid ou de l'absorption de certaines substances irritantes ou déter minant une sécheresse des voies digestives supérieures (jusquiame, arsenic, belladone.)

On a cité encore comme pouvant produire l'œsopha gisme, l'absorption de corps durs ou volumineux, la con tusion de l'épigastre, la grossesse, les métrites, l'héré dité (Mondière), la crainte de la rage bien plus que l'hydrophobie elle même, des faits même d'imagination.

Nous écartons donc d'emblée toutes ces causes de

spasme de l'œsophage, pour nous en tenir à l'œsophagisme réflexe, celui spécialement lié aux affections du tube digestif, et plus particulièrement au cancer de l'estomac.

Notre travail comprendra six parties :

Dans la première nous passerons rapidement en revue l'œsophagisme dans les affections de l'appareil digestif en général.

Dans la deuxième nous étudierons le spasme de l'œsophage dans le cancer de l'estomac.

La troisième partie comprendra des observations de deux catégories : 1° celles concernant les cas où une tumeur a été perceptible à la palpation dans la région épigastrique ; 2° celles où aucune tumeur n'a jamais été perçue.

Nous essaierons dans notre quatrième partie, en examinant les symptômes présentés par les malades de nos observations personnelles, de montrer combien sont grandes, dans ces cas, les difficultés diagnostiques.

Dans notre cinquième partie, nous chercherons à établir comment on pourra arriver le plus souvent à un diagnostic exact.

Nous indiquerons enfin dans notre sixième partie le traitement qui, le diagnostic bien établi, nous a paru le plus rationnel.

DU

SPASME DE L'ŒSOPHAGE

DANS LE CANCER DE L'ESTOMAC

CHAPITRE PREMIER

« A côté des cas de spasmes de l'œsophage qu'on peut facilement rattacher à l'hystérie, l'hypocondrie, la neurasthénie [1], il en est d'autres moins simples où le spasme est produit et entretenu par des circonstances matérielles, par quelque lésion agissant par action réflexe ; en un mot, le spasme est alors un phénomème sympathique d'une lésion organique siégeant plus ou moins loin, d'un cancer de l'estomac par exemple, quelle que soit la région de cet organe atteinte de dégénération cancéreuse. Il en est de même de certaines affections du pharynx, de maladies de l'intestin, des helminthes des voies digestives. »

Mondière [2] avait déjà attiré l'attention sur les cas de lésion localisée ayant donné des spasmes en d'autres points ou sur toute la longueur de l'œsophage ; et alors même que la lésion occupe un point inférieur, il semble

[1] Potain, *Gazette des Hôpitaux*, 1883.

[2] Mondière, *Arch. gén. de méd.*, 1833.

aux malades qu'elle siège en un point plus ou moins rapproché du pharynx.

Une observation de Lacombe [1] met bien en évidence cet œsophagisme sympathique et les difficultés que sa présence amène dans le diagnostic du siège véritable de la lésion.

Les cas où cet œsophagisme réflexe s'est manifesté dans des affections non cancéreuses de l'estomac, ne sont pas très rares dans la littérature médicale.

Observation de spasme œsophagien lié à un cancer œsophagien situé loin de l'obstacle.

Observation de M. le Dr Lacombe (résumée)
(Bulletin de la Société médicale des hôpitaux de Paris.)

Le malade est âgé de quarante neuf ans, ayant fait longtemps des excès alcooliques et présentant depuis six mois des vomissements d'abord intermittents, puis réguliers. Il est très émacié, et prétend ne pouvoir déglutir que les liquides. Au bout de quelques jours les liquides eux mêmes étaient rejetés aussitôt déglutis.

Le malade après l'ingestion d'un liquide accusait aussitôt la sensation d'un obstacle derrière l'épigastre, et rejetait le liquide au bout d'une à deux minutes.

L'obstacle semblait être au cardia ou dans la portion contiguë de l'œsophage, et un ganglion isolé dur et peu douloureux, trouvé dans la région sus claviculaire gauche laissait présumer une lésion maligne.

Pour en préciser le siège, on passe un cathéter à olive moyenne

[1] Lacombe, *Bulletin de la Société médicale des Hôpitaux*, 1885.

(12 millimètres environ). Après avoir franchi la région cervicale, on rencontre un léger obstacle; mais on passe outre facilement en provoquant toutefois, une faible douleur. Arrivé au niveau du cardia, on se heurte à un obstacle plus sérieux, la sonde ne passe pas; on insiste sans résultat, on la retire et on l'arme de la plus petite olive (7 millimètres environ). Memes résultats ainsi d'ail leurs que les jours suivants.

Le premier obstacle parut négligeable; le second semblait, à n'en point douter, lié à une tumeur maligne.

Le malade ne pouvant plus déglutir même les liquides, commençait à se mourir d'inanition et, les lavements nutritifs n'ayant pas donné de résultat appréciable, il mourut, faute d'alimentation, huit jours après le premier cathétérisme.

A l'autopsie. On constate facilement sur l'œsophage un renflement fusiforme de 3 centimètres au moins de longueur, et dont la limite inférieure atteignait le niveau de la bifurcation trachéale. Ce renflement était dur, et se liait certainement à un épaississement néoplasique des parois.

Le fait devenait évident par une section longitudinale; dans sa partie moyenne l'épaississement de la paroi atteignait près de 15 millimètres et s'éteignait progressivement au dessus et au dessous; la lumière du canal se trouvait d'autant diminuée, et pouvait avoir au point le plus étroit 5 à 6 millimètres de diamètre, susceptible du reste, d'une facile dilatation.

Au dessus de la tumeur le canal était un peu dilaté, au dessous il était normal. L'examen microscopique de la tumeur a révélé un épithélioma.

Le premier obstacle rencontré par la sonde était donc expliqué, mais tout autrement qu'il n'avait été prévu. Il en était bien pis encore du deuxième et véritable obstacle pendant la vie. Ni dans les portions inférieures de l'œsophage, ni au cardia lui même, on ne voyait rien d'anormal; pas trace de rétrécissement.

L'estomac était vide, de couleur jaunâtre, les parois un peu épaissies.

Observations de spasme œsophagien dans les affections non cancéreuses de l'estomac.

I. Observation de W. Poot *(Dublin Journal*, VLVII) (traduite et résumée *in* thèse de Bertrin, Paris, 1885).

Femme de quarante trois ans, se plaignant de dysphagie telle que, à ce qu'elle rapporte, elle n'aurait pu, depuis huit jours, prendre même aucun liquide.

Pas d'amaigrissement; l'état général, au contraire paraît assez satisfaisant.

Légère teinte ictérique.

Six mois auparavant la malade avait vomi du sang à trois reprises différentes, le même jour et sans effort; une semaine avant son entrée, nouvelle hématémèse.

Il lui est impossible de rien déglutir, quelques gouttes d'eau passent à grand' peine, elle éprouve un sentiment de constriction au niveau du corps thyroïde, qui n'est pas augmenté de volume.

Guérison par emploi d'H Cl.

II. Observation de W. Poot, *consécutive à la dyspepsie* (Ibid)

Le malade, âgé de vingt quatre ans, se plaignait de difficulté à déglutir les solides; seuls, les liquides pris isolément et en petite quantité pénètrent dans l'estomac. Pris après ou avec les solides, ils s'arrêtaient à peu de distance de l'estomac et étaient aussitôt rejetés sans effort.

Sentiment de constriction se faisant parfois sentir en dehors de la déglutition.

Intermittence du spasme. Le passage de la sonde se fit librement et sans faire sentir aucun rétrécissement.

Le spasme a débuté il y a trois ans par du hoquet, et divers phénomènes dyspeptiques tels que : douleurs à l'épigastre, pyrosis, éructations.

Maladie intercurrente suspendant l'œsophagisme, qui réapparaît pendant la convalescence : Traitement par sous nitrate de bismuth et HCl. Pas d'amélioration.

III. Morell Mackensie cite un cas *de spasme œsophagien lié à un état dyspeptique durant depuis deux ans.*

IV. Observation d'Abernethy (*in* thèse de Bertrin, Paris, 1885.)

Il s'agit d'une malade qu'on supposait avoir un rétrécissement de l'œsophage ; elle ne pouvait prendre les aliments que très divisés, et était obligée de boire après chaque morceau pour en faciliter la descente dans l'estomac. Vomissements habituels après la déglutition et accompagnés de mucosités et de sang.

Région épigastrique très douloureuse. Les intestins fonctionnent mal.

On établit le traitement des troubles de l'intestin et de l'estomac l'œsophage partagea l'amélioration et la guérison est devenue complète.

V. *Spasme œsophagien lié a une affection de l'estomac* (thèse de Bertrin, Paris, 1885).

Gastrite développée à la suite d'ingestion exagérée de capsules de térébenthine, au point de faire suspendre toute nourriture pendant quinze jours ; les boissons glacées seules étaient tolérées.

Sensation de constriction au niveau de l'appendice xiphoïde. Quelquefois douleur intense ; en ce point sensation d'obstacle, régurgitation immédiate.

VII. Observation de Bouilly (*in* thèse de Bertrin). *Spasme œsophagien lié à la dyspepsie et à un état nerveux.*

Cas de dyspepsie accompagnée de dysphagie extrêmement douloureuse ; les liquides même ne passent pas à certains moments. On crut à un néoplasme de l'œsophage, et on tente le cathétérisme. La plus grosse olive passe sans rencontrer d'obstacle ne déterminant que des nausées.

Traitement par des douches et bromure.
Traitement de la dyspepsie.
Amélioration du spasme œsophagien.

VII. Observation de Peter (*Gazette des hôpitaux*, 1883) *Spasmes œsophagiens causés par une gastrite chronique* (observation résumée).

Le malade vomissait immédiatement, surtout après l'ingestion de liquides et sans qu'ils aient pu pénétrer dans l'estomac.

Avant l'expulsion, pesanteur, malaise, siégeant vers la base du thorax, c'est à dire bien évidemment vers l'extrémité inférieure de l'œsophage. Peter diagnostiqua spasme œsoghagien arrêtant les aliments au dessus du cardia, et amenant les mêmes résultats fonctionnels qu'un rétrécissement organique.

On voit par les faits que nous venons de rapporter que l'œsophagisme a été assez fréquemment observé dans les lésions de l'appareil digestif, principalement dans les affections de l'œsophage et de l'estomac [1]. On en a encore cité la présence dans quelques autres cas, tels que l'existence de parasites dans l'intestin. Bertrin dans sa thèse rapporte une observation de ce genre [2].

Mais, on a bien plus constaté qu'expliqué cet œsophagisme réflexe.

Lannegrace a appelé l'attention sur l'association existante entre les deux extrémités de l'œsophage, la lésion de l'une des extrémités pouvant produire au niveau de

[1] Nous avons conservé dans la désignation de ces affections, le terme vague de *dyspepsie*, parce que, n'apportant pas de faits personnels, les observations que nous relatons sont antérieures aux travaux récents sur la pathologie de l'estomac.

[2] Observation de Legendre (*in* thèse Bertrin, Paris, 1885).

l'autre des phénomènes douloureux[1]. Cette association sympathique douloureuse se produit dans d'autres affections du tube digestif, et de même qu'un calcul vésical provoque une douleur à l'extrémité de l'urètre, de même une affection d'un point quelconque de l'estomac ou de l'intestin sera ressentie au cardia ou en un point de l'œsophage, et en provoquera le spasme.

On ne devra donc, dans le pronostic du siège d'une lésion des voies digestives, ne prêter qu'une attention secondaire à une douleur même nettement localisée.

[1] Lannegrace, *Etudes expérimentales des fonctions de l'œsophage.*

CHAPITRE II

Nous venons de voir le spasme œsophagien symptomatique de diverses lésions de l'appareil digestif, mais dans tous ces cas, la nature du trouble œsophagien a pu être facilement rapportée à sa véritable cause. Il arrive quelquefois que ce spasme réflexe vient s'ajouter aux symptômes d'une lésion dont on peut, à l'aspect général du malade et à la marche de certains symptômes qu'il présente, déterminer la nature, sans toutefois qu'on puisse en préciser le siège. La présence de ce spasme vient alors jeter dans le diagnostic du siège un trouble profond.

Les deux malades que nous avons observés, d'aspect évidemment cancéreux, présentaient ce spasme de l'œsophage avec une telle intensité que, dans l'impossibilité de déterminer en un point quelconque de l'appareil digestif la présence d'une tumeur, on en rapporta le siège au point où les troubles dysphagiques étaient si accusés.

L'autopsie révéla la présence d'une tumeur cancéreuse de l'estomac non perceptible à la palpation, et une intégrité absolue de la muqueuse et des parois de l'œsophage, au point même qui avait été considéré auparavant comme le siège d'un rétrécissement cancéreux. La dysphagie n'était due qu'à du spasme réflexe.

Nous avons recherché dans la littérature médicale les cas semblables à ceux que nous avons observés, et si, parmi les nombreux travaux faits sur le spasme de l'œsophage, nous avons trouvé ce spasme signalé quelquefois comme pouvant être symptomatique d'un cancer de l'estomac, les observations détaillées se rapportant à des malades longuement suivis ont été jusqu'à présent bien peu nombreuses.

Hippocrate *(De morbis*, l. III, chapitre XII) ne parle que de la dysphagie convulsive qui accompagne le tétanos.

Gallien *(Opera*, tome VIII, p. 334) étudie le spasme de l'œsophage, mais seulement le spasme dû à des tumeurs.

Celse *(Traité de médecine)* ne s'occupe que du spasme de l'œsophage survenant à la suite de morsures de chiens enragés, et en donne une description détaillée.

Puis, pendant de longues années il n'en est plus fait mention ; la question fut de nouveau traité par Willis (1685, *De morbis convulsivis*, ch. x, p. 532), il traite des spasmes dans l'hystérie, des spasmes idiopathiques, et laisse complètement dans l'ombre, les spasmes symptomatiques.

Hoffmann *(De morbis œsophagi spasmodicis*, 1733) divise les spasmes en idiopathiques et symptomatiques, mais n'assigne guère à ces derniers comme cause, que la compression par les tumeurs.

Morgagni *(De sedibus et causis morborum*, Epistola XXVIII) s'occupe surtout des spasmes symptomatiques et leur assigne le premier, comme cause, les lésions de l'œsophage, de l'estomac et du voisinage.

Jourdan *(Dictionnaire des sciences médicales*, 1814, art. DYSPHAGIE) s'occupe beaucoup des spasmes symptomatiques qui y sont parfaitement analysés. La question a dès lors fait un grand pas.

Mondière la reprend et dans son remarquable travail *(Archives générales de médecine*, 1833) établit définitivement et dans toutes ses causes, l'œsophagisme.

Gendron *(Archives de médecine*, 1858) passe à peu près sous silence, les spasmes symptomatiques.

Power *(The Lancet*, 1860) cite un cas d'œsophagisme réflexe suivi de mort par inanition, alors que l'autopsie ne révéla aucune lésion de l'œsophage ni de l'estomac.

Peter *(Gazette des Hôpitaux*, 1875) cite un cas de spasme œsophagien causé par une gastrite chronique.

Brazier *(Contribution à l'étude des rétrécissements spasmodiques et des spasmes de l'œsophage*, 1879) n'apporte aucun cas d'œsophagisme réflexe lié à des lésions de l'estomac.

Potain[1], rapportant un cas d'œsophagisme réflexe *(Gaz. des hôpitaux*, 1883), considère le spasme comme étant fréquemment un phénomène sympathique d'un cancer de l'estomac ou d'une lésion quelconque siégeant plus ou moins loin.

[1] *Bulletin et Mémoires de la Société médicale des Hôpitaux*, Paris, 1885.

C'est surtout Lacombe qui, dans son rapport à la Société médicale des Hôpitaux, établit l'œsophagisme symptomatique du cancer de l'estomac et montra, dans une observation que nous reproduisons plus loin, les difficultés que la présence de ce spasme apporte dans le pronostic du siège de la lésion.

Bertrin[1], dans sa thèse qui suivit de près les observations de Lacombe, expose nettement les spasmes symptomatiques de lésions du tube digestif, et conclut que toutes les fois qu'on se trouve en présence d'un spasme œsophagien, fût il intermittent, chez l'homme et même chez la femme, il faut se demander si ce spasme est d'origine purement nerveuse ou bien s'il ne serait pas l'indice d'une lésion organiqne de l'œsophage, de l'estomac, voire même de l'intestin.

Il n'apporte pas, sauf l'observation de Lacombe, de nouveaux cas de spasme symptomatique d'un cancer de l'estomac.

Depuis, on a souvent signalé des cas semblables.

Eichörst (V. II, p. 37) cite un malade atteint de carcinome pylorique contrôlé par l'autopsie et qui avait à certains moments des acces si violents de spasme œsophagien, que l'alimentation en était empêchée pendant des heures. Déjà Ebstein avait fait une observation analogue et avait expliqué le fait par une action réflexe de l'estomac.

Osgood[2] cite un cas du même genre.

Hartmann[3] dit que le spasme œsophagien semble être

[1] Thèse de Paris, 1885.

[2] Osgood, *Boston medical journal.*

[3] *Traité de chirurgie*, t. V.

parfois le résultat d'un réflexe, dû à un cancer de la partie inférieure de l'œsophage ou de l'estomac.

M. Bouveret signale que diverses observations semblent démontrer que l'occlusion réflexe du cardia et de l'œsophage peut être provoquée par une affection organique de l'estomac.

Il cite un cas de M. le professeur Poncet où un homme âgé, amaigri, avait de tels symptômes de dysphagie œso phagienne, que la laparotomie fut pratiquée avec dessein d'établir une fislule gastrique. L'estomac étant découvert on trouve un cancer du pylore. Le malade succomba, et à l'autopsie le cardia et l'œsophage étaient sains, sans trace de rétrécissement cicatriciel ou cancéreux. »

Ewald cite le cas d'une malade atteinte de cancer de l'estomac qui pendant plusieurs semaines ne présenta pas d'autres symptômes que des accès de spasme de l'œsophage avec salivation et douleur interscapulaire, accès survenant au moment de la déglutition du bol ali mentaire, si bien qu'il parut probable qu'il s'agissait d'une pure névrose [1]. M. le professeur agrégé Jaboulay a ren contré un cas semblable. Il gastrostomisa un malade pré sentant tous les signes d'un rétrécissement du cardia et se trouva en présence d'un cancer du pylore.

Enfin Richelot (*Société de chirurgie*, 1894) rapporte le cas d'un homme de cinquante deux ans, atteint d'une dysphagie œsophagienne extrêmement grave et attri buée à un rétrécissement de l'œsophage, probablement de nature cancéreuse. Une intervention purement explora

[1] *Berlin. klinische Wochenschrift*, 1892.

trice, fit trouver la paroi antérieure de l'estomac absolument infiltrée de cancer.

Cette question du spasme de l'œsophage dans le cancer de l'estomac n'est pas, comme on le voit, absolument nouvelle. Nous y apportons deux observations personnelles que nous avons cru devoir faire précéder de celles déjà publiées antérieurement sur le même sujet.

Ces observations nous ont paru devoir se diviser nettement en deux catégories ; celles qui comme la première que nous citons se rapportent aux spasmes de l'œsophage dans des cas de cancer de l'estomac où la tumeur cancéreuse est perceptible à la palpation ; et les cas où cette tumeur n'a pas été accessible à la palpation pendant toute la durée de l'affection.

Cancer de l'estomac avec rétrécissement spasmodique de l'extrémité inférieure de l'œsophage.

(*In* thèse de Mansière, 1865. Observation résumée.)

Le malade présentait les symptômes faisant penser à une obstruction au cours des matières alimentaires siégeant au niveau de l'estomac. Vomissements caractéristiques.

1er janvier 1864. A la palpation, on constatait l'existence d'une tumeur large profondément située, étendue surtout à la région épigastrique, donnant à droite une matité assez franche, qui décroissait vers la gauche pour faire place graduellement à une résonnance presque tympanique de l'hypocondre gauche.

Les aliments même liquides ne pouvaient etre conservés qu'à

[1] Cette observation a été reproduite, *in* th. de Brazier, Paris, 1879

grand'peine; depuis longtemps les solides ne pouvaient plus pénétrer.

Le lendemain (2 janvier) la malade fut prise d'un vomissement qui ressemblait plutôt à une régurgitation, et donnait issue à une faible quantité de matière d'un gris cendré.

Quelquefois, cependant, la malade pouvait garder les liquides et ne les rejeter qu'une heure et demie ou deux heures après leur ingestion, mais le plus souvent ils n'étaient conservés que très peu de temps. La malade se plaignait d'un sentiment de pesanteur très pénible; il lui semblait. disait elle, que les aliments s'arrêtaient sans pénétrer même dans l'estomac; et, en effet, elle les rejetait avant une demi heure, quelquefois même plus tôt, et sans qu'ils emportassent avec eux une odeur acide capable de révéler leur séjour dans l'estomac.

Les mêmes symptômes se continuent jusqu'au 21 janvier, jour où la malade meurt.

Autopsie. Le tube digestif a présénté des modifications appréciables. Affaissement de toute la partie située au dessous du pylore; distension exagérée de l'estomac, étranglement de la partie inférieure de l'œsophage avec dilatation ampullaire siégeant immédiatement au dessus.

Examiné en détail, on confirme le diagnostic antérieurement fait :

Épaississement squirrheux de l'estomac, étendu depuis l'extrémité la plus reculée du pylore, à son union avec le duodénum, jusqu'à vers 8 centimètres vers la gauche du viscère.

La cavité stomacale était complètement effacée à ce niveau, à peine un stylet peut il passer par un orifice fait.

Dans toute la portion correspondante à l'extrémité cardiaque, l'estomac était dilaté par les liquides accumulés ; les parois sont amincies.

A l'orifice cardiaque, on a éprouvé une résistance à passer le petit doigt de l'estomac dans l'œsophage, et après 6 à 7 centimètres, on trouve un espace large, brusquement dilaté en ampoule sur une étendue de plusieurs centimètres. On incise, on trouve un ramollissement pultacé de la muqueuse, conséquence de l'irritation produite à sa surface par le séjour des aliments.

En incisant longitudinalement la partie rétrécie entre le cardia et l'ampoule œsophagienne, on trouve des fibres musculaires comme contracturées, mais en aucun point on ne trouve de traces de matière cancéreuse.

CHAPITRE III

OBSERVATION I (résumée).

Observation de Lechevrel (*Recueil périodique de la Société de médecine de Paris*, t. XXII [1])

Spasme œsophagien lié à la présence d'un cancer du cardia.

Th..., cinquante deux ans, d'aspect mélancolique. Six mois auparavant, le malade s'est plaint d'embarras au fond de la gorge, il lui semblait qu'un morceau mal avalé gênait la déglutition et il rapportait le siège de l'obstacle à la hauteur de la première pièce du sternum. A l'inspection, aucune lésion de la bouche et du pharynx. On croit à un spasme nerveux de l'œsophage, le malade paraissant surtout hypocondriaque.

Intermittence du spasme qui disparaît pendant plusieurs jours.

Neuf mois après l'invasion sensible de la maladie, le bol alimentaire était souvent vomi, le vomissement avait lieu avec douleurs. La difficulté de la déglutition allait croissant, les solides ne passaient plus que rarement. La douleur augmentait en intensité et en étendue, sans dépasser toutefois le niveau de la partie moyenne du sternum.

[1] *In* thèse de Bertrin, Paris, 1885.

Dans l'impossibilité de se nourrir, le malade demande l'appli cation d'une sonde alimentaire, qui ne fut pas introduite. Mort dix huit mois après l'invasion.

A l'*autopsie*, on trouva l'œsophage sain tandis qu'au niveau du cardia était une tumeur présentant les caractères du squirrhe.

Observation II (résumée).

Observation de Mouro, rapportée par Mondière.
(*Archives générales de médecine*, 1833)

Spasme œsophagien lié à un cancer de l'estomac.

Il s'agit d'un homme traité par les bougies pour un rétrécissement semblant occuper la partie moyenne de l'œsophage. Les douleurs stomacales préexistantes s'accompagnent tout à coup d'un vomissement de mucosités noirâtres. Le malade s'affaiblit rapidement et meurt deux mois après.

Autopsie. L'estomac est distendu et est adhérent au foie, il est rempli d'un liquide noirâtre. Sa surface interne, au niveau des adhérences, est ulcérée et couverte de végétations fongueuses. L'œsophage ne présente pas de rétrécissement, ni aucune trace d'altération morbide.

Observation III

Observation de M. le Dr Lacombe.
(*Bulletin de la Société médicale des hôpitaux de Paris*, 1885).

Spasme de l'œsophage lié à un cancer de l'estomac.

Il s'agit d'un homme d'une cinquantaine d'années qui se plaignait de vomir immédiatement tout ce qu'il ingérait; cependant, les liquides tels que bouillon et lait étaient déglutis et absorbés, mais les aliments demi liquides et *a fortiori* les solides, étaient rejetés aussitôt, et sans descendre dans l'estomac.

Les conditions bien établies dans lesquelles se produisait le vomissement, et les renseignements fournis par le patient semblaient impliquer nécessairement un obstacle œsophagien.

On passe un cathéter, une olive de moyen volume rencontrait un obstacle infranchissable un peu au dessous du larynx, au moment de pénétrer dans le thorax. Avec une olive plus petite, le même obstacle se faisait sentir, mais en insistant un peu on pouvait le franchir et descendre sans heurt jusqu'à l'estomac.

Les jours qui suivirent on put passer des olives plus volumineuses, la stricture arrêtait toujours la sonde, mais elle se laissait dilater, au grand bénéfice du malade qui, pouvant prendre une alimentation semi liquide, reprenait des forces.

Le diagnostic, dit M. le Dr Lacombe, ne laissait aucun doute, un rétrécissement organique sur la nature duquel on ne pouvait se prononc., tout en inclinant beaucoup vers la tumeur maligne, semblait seule capable d'expliquer et les symptômes et le résultat obtenu.

Or, un jour, quelques heures après le cathétérisme habituel, qui n'avait rien ce jour là présenté de spécial, le malade est pris d'un grand frisson et vomit ce qu'il avait ingéré. Ce frisson fut le début d'un état fébrile intense qui persista jusqu'à la fin.

On crut à une blessure, même une perforation de la paroi œsophagienne, pendant le cathétérisme, d'où les accidents septicémiques auxquels on assistait. La fièvre ne céda point, le malade eut des régurgitations sans prendre aucun aliment. Il accusait une douleur profonde et continue dans la paroi sus ombilicale. Trois jours après il était mort.

A l'autopsie, on constate avec surprise l'intégrité absolue de l'œsophage en tous points, pas la moindre érosion de la muqueuse pas le moindre épaississement des parois.

Par contre, la cavité péritonéale était remplie de pus, et la muqueuse de l'estomac était, sur les deux tiers au moins de son étendue, surtout la face postérieure, remplacée par une vaste ulcération végétante, pleine d'anfractuosités, et recouvrant des tissus prodigieusement épaissis. La lésion confinait au cardia, mais l'orifice lui même n'était pas intéressé.

La forme des derniers accidents, l'état de l'estomac et du péritoine, portaient à croire que la péritonite ultime avait été le résultat de quelque perforation qu'il eût fallu chercher dans les anfractuosités de l'ulcération, mais l'estomac avait été ouvert sans précaution, et on ne put rien affirmer.

« Ce que je voulais surtout mettre en relief, dit M. le Dr Lacombe, c'est que ce cancer de l'œsophage était un vaste cancer de l'estomac. »

OBSERVATION IV (personnelle).

E..., Jean Pierre, cinquante huit ans, cultivateur, entré le 22 octobre 1894, à l'asile Sainte-Eugénie, après un séjour de trois mois environ à l'Hôtel Dieu, salle Saint Bruno.

Mort à l'Hôtel Dieu, salle Saint Bruno, le 5 février 1895.

Antécédents héréditaires — Père mort d'une pneumonie à cinquante six ans, mère morte à quarante cinq ans d'affection inconnue . sept frères ou sœurs dont trois morts à la suite d'accidents.

Marié à trente cinq ans, sa femme est morte en 1893, âgée de cinquante neuf ans. Elle aurait eu un rétrécissement œsophagien et serait morte d'inanition après six mois de maladie. Le malade ne peut donner aucun autre renseignement à ce sujet.

Trois enfants vivants et bien portants.

Antécédents personnels. Rien de spécial à noter, jamais de maladie antérieure ; le malade a toujours été fort sérieux et vigoureux, buvait modérément et n'a eu ni syphilis. ni rhumatisme, ni impaludisme.

Il prenait toujours ses repas d'une façon régulière, avait une bonne dentition, mâchait bien ses aliments, et, jusqu'à ces deux dernières années, ne s'était jamais plaint d'aucun trouble dyspeptique

Au mois de janvier 1893, il éprouve pour la première fois une sensation de poids au niveau du creux épigastrique. Cette sensation qui devint bientôt douloureuse et augmenta d'intensité progressivement était presque continue, et n'était ni augmentée ni diminuée par les repas. En meme temps, l'appétit diminuait, les forces baissaient, mais jusque là point de vomissements d'aucune espèce.

Dix mois plus tard, le malade commence à éprouver un peu de dysphagie pour les aliments solides. Au mois de janvier 1894, la dysphagie avait fait de tels progrès que les liquides seuls pouvaient être déglutis.

Au même moment les vomissements apparaissent pour la première fois, et, depuis, n'ont jamais disparu.

Jamais d'hématémèse ni de mœlena.

Jamais de dégoût marqué pour la viande.

Le 29 juillet dernier, le malade entra à l'Hôtel Dieu, salle Saint Bruno. On le mit au régime lacté et on fit le cathétérisme de l'œsophage

On réussit à passer l'olive de moyen calibre sans grandes difficultés et sans produire d'hémorragie.

On fit le diagnostic de cancer de l'œsophage et on envoya le malade à Sainte-Eugénie avec ce diagnostic.

Actuellement, 22 octobre 1894, le malade dit avoir beaucoup maigri, de 10 kilogrammes au moins, son facies est pâle et légèrement cachectisé. On n'obtient pas le pli cachectique au niveau des avant bras ; pas de teinte jaune paille des téguments ; pas d'œdème.

Comme signes subjectifs, la douleur au niveau du creux épigastrique persiste toujours avec la même intensité et les mêmes caractères ; elle est presque continue et ne subit que des variations peu considérables sous l'influence de l'ingestion des aliments liquides. La pression légère ou profonde, l'augmente modérément. La dysphagie est très prononcée, et le malade est obligé de faire des efforts surtout pour avaler sa salive.

Les vomissements surviennent maintenant immédiatement après chaque repas et ont presque les caractères des régurgitations ; ils ne contiennent jamais de sang.

A l'examen de l'estomac, pas de clapotage, pas de dilatation. La palpation au niveau du creux épigastrique est un peu douloureuse, mais ne révèle pas la présence d'une tumeur ; la paroi abdomi nale au niveau de l'estomac paraît toutefois plus épaisse et plus résistante qu'à l'état normal ; l'ombilic est un peu rétracté.

Le cathéterisme de l'œsophage révèle un rétrécissement assez serré à 21 centimètres à partir des arcades dentaires ; le passage du point rétréci n'est pas très douloureux ; on retire la sonde sans particules néoplasiques, sans traces de sang

L'examen d'un vomissement provenant d'un repas fait de pain et de lait a donné beaucoup d'acide lactique.

Lorsqu'on fait avaler au malade une gorgée de liquide, on entend à l'auscultation que le premier bruit, le second paraît faire com plètement défaut.

Il n'existe sûrement pas de poche œsophagienne dans laquelle peuvent séjourner les aliments ; le malade n'a jamais vomi d'ali ments pris plusieurs jours auparavant

Constipation marquée ; quelquefois débâcles diarrhéiques.

Rien au cœur ni aux poumons

Pas de ganglions sus ou sous claviculaires ; pas d'œdème.

Jamais de toux coqueluchoïde ; la voix est normale, pas de bitonalité ; l'examen au laryngoscope a permis de constater l'in tégrité des mouvements des cordes vocales.

Aucun signe de tumeur du médiastin ; l'auscultation et la per cussion ne révèlent pas de dilatation aortique. Pas de matité dans la région intermamelonnaire et la région interscapulaire.

La température est normale ; les urines ne contiennent ni albu mine, ni sucre. Pas de liquide péritonéal.

20 novembre. Les séances de cathétérisme ont été répétées tous les deux jours environ ; mais on n'a toujours pu passer que l'olive de moyen calibre Le malade a appris à se cathétériser lui-meme, et jamais on n'a ramené de sang avec la boule de cathéter.

L'examen des liquides vomis, d'odeur franchement butyrique, a été fait plusieurs fois ; jamais on n'a trouvé de résultat positif au vert brillant ni au Gunsburg : acidité faible, ayant oscillé entre 1 et 1,4 0/00, acide lactique en quantité notable ; odeur buty rique.

6 janvier 1895. Le rétrécissement situé a 21 centimètres des arcades dentaires est franchi maintenant avec plus de facilité avec le cathéter olivaire moyen ; on peut même maintenant introduire la sonde en caoutchouc rouge, ce qu'on n'avait pu faire jusqu'ici. Toutefois, plus bas, à 2 centimètres environ au dessus du cardia, on est arrêté par un nouvel obstacle qu'il est impossible de franchir, même avec la sonde à bout olivaire ; de ce point, on retire la sonde comme du premier, du reste sans traces de sang ni débris de tumeur. L'existence de ces deux points rétrécis a été constatée plusieurs fois à quelques jours d'intervalle, depuis deux semaines environ. Il semble, en outre, qu'au dessus du rétrécissement inférieur, il y ait une dilatation œsophagienne, car, avec la sonde en caoutchouc rouge, on évacue environ un demi verre d'un liquide jaunâtre. On a pu, à plusieurs reprises, retirer de ce liquide jaunâtre de la partie inférieure de l'œsophage ; il ne contenait pas de bile ; il s'agissait plutôt de salive accumulée et non déglutie. C'est du reste ce que le malade rejette spontanément souvent le matin, fait dont l'absence avait été signalée antérieurement.

Le patient s'est alimenté tout le temps de son séjour à Longchêne presque exclusivement avec du lait, des œufs et des potages.

Après les séances de cathétérisme, il semblait avoir moins de difficulté à déglutir ; jamais cependant, il n'a pu, même immédiatement après, avaler un morceau de mie de pain sans boire. De temps en temps, le malade a eu de la diarrhée sans coliques ; le ventre est rétracté.

On ne perçoit absolument point de tumeur à la palpation de la région stomacale

La dysphagie est de plus en plus marquée ; les régurgitations sont toujours très nombreuses et très abondantes. Le malade maigrit de plus en plus.

La température, prise plusieurs fois, n'a jamais démontré la présence de fièvre.

Le malade meurt à l'Hôtel Dieu, salle Saint Bruno, sans avoir présenté de symptômes nouveaux ; affaiblissement croissant ; cachexie progressive, point de vomissements les derniers jours.

L'urine des dernières semaines a présenté des traces d'albumine.

Autopsie. L'œsophage a son aspect normal ; aucune dilatation sur aucun point ; la muqueuse est normale ; les parois ne sont ni amincies ni épaissies ; pas de varices œsophagiennes.

Cardia absolument sain ; pas même de fissure.

Tumeur cancéreuse très nettement colloïde, ulcérée sur plusieurs points, très étendue, siégeant sur la grande courbure et à la face postérieure de l'estomac. La tumeur n'a pas envahi le fundus et s'arrête au moins à 5 centimètres du cardia. Le pylore est envahi mais non sténosé ; on peut facilement introduire le doigt par l'orifice.

Péritonite cancéreuse, sans ascite marquée.

Gros ganglions dégénérés de la petite courbure et du hile du foie. Noyaux dans le foie.

Pas d'autres noyaux de généralisation.

Hypostase des deux poumons, à la base.

Cœur petit.

Des coupes histologiques pratiquées au niveau de la tumeur ont permis d'en reconnaître la nature colloïde. Plusieurs points de l'œsophage ont été examinés, notamment au cardia et aux endroits où, pendant la vie, siégeaient les rétrécissements on n'y a trouvé aucune anomalie.

OBSERVATION V (personnelle).

Ch..., Marie Pierrette, soixante huit ans, domestique, entrée à l'hôpital de la Croix Rousse, salle Sainte Clotilde, le 7 décembre, 1893, morte le 6 juillet 1894.

Antécédents héréditaires. Père mort d'affection hépatique indéterminée ; mère morte très agée.

Antécédents personnels. Depuis trois ans, la malade se plaint de troubles gastriques ; quelques douleurs après le repas et des vomissements. Ces troubles ont été intermittents au dire de la malade; quelques unes des périodes de rémission ont été assez longues et si marquées, qu'elles faisaient croire à une guérison absolue ; néanmoins, l'amaigrissement a été progressif depuis trois ans, et l'état général n'est jamais revenu à ce qu'il était auparavant.

Cette année, au printemps, les troubles ont été plus prononcés, les douleurs plus vives, les vomissements alimentaires et glaireux plus fréquents; jamais d'hématémèse, ni de mœléna. Au bout de quelques mois, son état se serait sensiblement amendé au point de permettre à la malade de reprendre son travail qu'elle avait dû cesser à plusieurs reprises, mais avec beaucoup de peine.

Depuis un mois, la malade a recommencé à vomir et à souffrir dans la région épigastrique; l'appétit qui n'avait fait qu'un peu diminuer jusque-là, a disparu; le teint est devenu jaunâtre; pas d'œdème; toujours point d'hématémèse, ni de mœléna.

La douleur au creux épigastrique est vive le matin à jeun et on a des vomissements glaireux, aigres

L'ingestion des aliments calme souvent la douleur, mais au bout d'une heure ou deux, elle réapparaît comme une sensation de poids épigastrique et surviennent alors des vomissements alimentaires qui la soulagent. Le lait seul n'est pas vomi.

La malade se plaint de dysphagie et prétend avoir de grandes difficultés pour avaler les solides surtout. Cette dysphagie existe depuis au moins un an, comme les autres troubles digestifs, elle a été intermittente et a suivi une marche parallèle à ceux ci.

La palpation est douloureuse à la région épigastrique. Abdomen souple, non ballonné. Pas d'ascite. Pas de ganglions sus ou sous claviculaires.

Les poumons sont emphysémateux.

Le cœur bat régulièrement, le premier bruit est un peu traîné, hésitant à la pointe.

Le foie est petit et n'atteint pas le rebord costal.

La température est normale.

Les urines ne contiennent ni albumine, ni sucre.

8 décembre. On sent à gauche de l'ombilic, à droite et un peu plus bas, une masse dure ayant la forme de la grande courbure de l'estomac abaissée et épaissie.

10 avril 1894. La dyspepsie s'est un peu améliorée, mais la malade se plaint toujours de ne pouvoir avaler; elle sent les ali-

ments s'arrêter à un point qu'elle montre au doigt et qui paraît correspondre au cardia.

L'alimentation est toujours exclusivement liquide ou semi liquide. Pas de régurgitations.

L'auscultation pendant la dégluti tion ne donne pas de rensei gnements précis.

La malade est habituellement constipée et n'a jamais eu de diarrhée.

L'ombilic est très nettement rétracté. On sent dans la fosse ilia que droite des masses dures probablement ganglionnaires.

Pas d'ascite; le foie et la rate n'ont pas augmenté de volume. La masse dure signalée au mois de décembre a augmenté de con sistance et s'est nettement localisée ; il s'agit bien d'un néoplasme qui s'étend transversalement de cinq travers de doigt à gauche de l'ombilic à un travers de doigt à droite, et verticalement, de trois travers de doigt au dessous à un point qu'on ne peut déterminer en haut à cause de la résistance de la paroi.

On fait le cathétérisme de l'œsophage, la sonde molle ne peut passer ; on le peut seulement avec l'olive de moyen calibre, et on sent l'obstacle à 42 centimètres environ de l'arcade dentaire. On ne ramène ni sang, ni particules néoplasiques.

L'amaigrissement est toujours progressif.

On note une salivation marquée ; les vomissements ont actuelle ment disparu.

30 mai. Les vomissements qui avaient disparu quelque temps ont reparu à plusieurs reprises, les liquides vomis ont été examinés plusieurs fois le vert brillant et le Günsburg, ne dénotent pas d'acide chlorhydrique. Le réactif d'Uffelmann est décoloré par le suc gastrique, mais il ne vire pas nettement au jaune Peu d'acide lactique, mais beaucoup d'autres acides organiques. Acidite faible, pas de peptones. Albuminurie légère. Pas d'adénopathie, pas d'œdème, pas d'ictère.

10 juin. L'état général va baissant ; la malade prend chaqu jour un demi litre de lait environ et un ou deux potages. Les douleurs spontanées et provoquées au niveau de l'épigastre sont moins vives. Elle se plaint beaucoup plus de dysphagie que d'ano

rexie, et déclare toujours qu'il existe un obstacle à l'introduction des aliments dans l'estomac, au même point.

Vomissements alimentaires de temps en temps; pas de régurgitations véritables ; aucun signe de poche œsophagienne ; avec la sonde molle qui ne peut, du reste, toujours pas pénétrer dans l'estomac, on ne retire aucun liquide.

La tumeur épigastrique n'a pas sensiblement changé de volume

Depuis le début du séjour à l'hôpital, la constipation a été la règle, cédant assez facilement du reste à des lavements simples.

Pas de diarrhée

Pas de clapotage stomacal ; pas de péristaltisme stomacal spontané ou provoqué. Rien n'indique une grande dilatation de l'estomac

Le cathétérisme avec la sonde molle n'est toujours pas possible ; avec le cathéter à boule, il est toujours difficile, mais pas plus qu'au début ; il est bien évident que, certains jours, on passe bien mieux que d'autres. Le point rétréci a toujours le même siège, et le spasme œsophagien n'est pas plus prononcé qu'il y a trois mois.

5 juillet. La malade dépérit progressivement ; elle ne mange plus rien et son amaigrissement est énorme. Elle se plaint de douleurs intenses dans la région épigastrique, a de la rétention d'urine, une légère escarre fessière, et meurt enfin dans la cachexie la plus avancée.

Autopsie. 6 juillet. Pas de liquide dans le péritoine, les plèvres et le péricarde.

Adhérences aux deux sommets, surtout à gauche.

Poumons. A la partie supérieure et postérieure du lobe inférieur droit, on trouve quelques petits nodules isolés au milieu d'un tissu hépatisé dur, ne crépitant pas.

Emphysème très prononcé surtout à droite.

Cicatrice étoilée de pleurésie ancienne à la face postérieure du poumon gauche. Nodules crétacés nombreux au sommet gauche avec granulations récentes

Cœur. Petit, 150 grammes tout dépouillé. Myocarde sain. Athérome marqué sur la coronaire antérieure.

Orifices sains et valvules suffisantes.

Rate. — Scléreuse, sans noyau de généralisation ; pèse 50 grammes.

Reins. Un peu de dégénérescence épithéliale ; un petit noyau de généralisation du volume et de l'aspect d'un grain de mil dans le rein droit.

Estomac. Modérément dilaté.

La tumeur a un aspect colloïde des plus purs.

Elle a envahi tout le petit cul de sac, presque exactement la moitié droite de l'estomac. L'anneau pylorique est pris, mais la sténose de l'orifice n'est pas absolument complète ; la tumeur empiète même très peu sur le duodénum.

Quelques ganglions dégénérés à la face postérieure entre l'estomac et le pancréas.

La tumeur d'aspect nettement colloïde a une forme extrêmement végétante et, en certains points, ces végétations atteignent presque 2 centimètres.

Le cardia est absolument sain.

L'œsophage très net est tout à fait indemne ; ni ulcérations, ni néoplasme, ni varices.

Foie. Adhère en plusieurs points à l'estomac. Il est petit, pèse 650 grammes. A la partie inférieure et effilée du lobe gauche, en un point qui était très adhérent à l'estomac, est un petit nodule peu volumineux qui, macroscopiquement à la coupe, paraît être cancéreux

Pas d'autres noyaux intra hépatiques.

Les ganglions mésentériques et iliaques ne sont pas dégénérés.

Sur le péritoine, granulations cancéreuses assez nombreuses, entouré de zone conjonctive. Un peu de liquide citrin dans le péritoine.

CHAPITRE IV

Notre première observation (obs. IV) présente plusieurs points sur lesquels nous désirons appeler l'attention et qui expliqueront comment fut logiquement porté le diagnostic de cancer de l'œsophage.

Tout d'abord, dans les antécédents héréditaires du malade, nous apprenons que sa femme semble avoir eu véritablement un cancer de l'œsophage, à la suite duquel elle mourut d'inanition. L'aspect de notre malade à un an d'intervalle peut faire croire à une contagion possible.

M. Fabre dans ses remarquables recherches sur la contagion du cancer conclut à la possibilité de la contagion. Si l'on admet, dit il [1], « que, dans la généralisation d'une tumeur chez l'individu qui est porteur de la lésion primitive, tout peut s'expliquer par les propriétés des cellules ; si la formation d'un noyau secondaire est provoquée par la greffe d'une cellule transportée d'un point du

[1] J. Fabre, thèse de Lyon, 1892.

corps à un autre, nous pouvons admettre que cette même cellule sortie de l'organisme où elle a pris naissance, introduite dans un autre, pourra continuer à vivre, et, par division, former un noyau de constitution analogue à la tumeur primitive. » Il cite quelques observations de cancers doubles homotopiques (cas auxquels semble se rattacher notre observation) ou de cancers doubles hété rotopiques, ayant le plus souvent été constatés entre gens vivant en commun, entre mari et femme.

Fiessinger a rapporté de nouveaux cas de cancer attri bués à la contagion, et relate même toute une épidémie cancéreuse. Il admet les cas de contagion apparente quand l'intervalle qui les sépare ne dépasse pas trois ans. « Quand ils sont reliés par des chiffres supérieurs à trois,il est à se demander, dit il, s'il s'agit de contagion réelle ou seule ment de séries morbides subordonnées à une cause com mune. [1] »

Pour M. Fiessinger, les cancers répétés ne sont pas le produit exclusif de la vie de famille, le contact n'est pas toujours noté entre tous les malades, et il voit dans les eaux et les conditions telluriques de certaines régions, la causes des contagions apparentes. On pourrait donc penser peut être chez notre malade à un cas de con tagion.

On pourrait aussi, puisque l'autopsie a révélé chez notre malade un cancer de l'estomac, considérer la dysphagie, comme un fait de suggestion. Ayant eu sa femme atteinte de dysphagie, et devenant lui même dyspeptique il aurait pris aussi de la dysphagie, par suggestion, par imitation.

[1] Fiessinger, *Revue de médecine*, 1894.

Cette façon d'interpréter ce symptôme dominant chez notre malade nous semble parfaitement soutenable; la lésion de l'estomac a pu être chez ce malade la cause provoquante de l'œsophagisme qu'il avait en puissance depuis qu'il avait pu observer ce symptôme chez sa femme.

Ces faits ont été notés quelquefois (surtout chez des personnes ayant lieu de craindre l'hydrophobie, et qui avaient pu antérieurement en constater ce symptôme) mais il s'agit presque toujours dans ces cas de malades doués d'une trop grande susceptibilité nerveuse.

On a dit aussi que le rétrécissement spasmodique pouvait quelquefois donner aux malades de tels troubles d'inanition qu'ils révêtaient l'aspect cancéreux, et Power [1] cite un cas où la cachexie et la mort survinrent par inanition chez un malade atteint de rétrécissement spasmodique, alors que l'autopsie ne fit découvrir aucune lésion.

Mais ces cas de spasmes comme ceux dus à l'imagination surviennent en général chez des malades nerveux, hystériques ou hypocondriaques, et notre malade n'a jamais présenté aucun symptôme pouvant faire croire chez lui à un spasme idiopathique.

On ne pouvait pas non plus penser à son sujet, à ces rétrécissements alcooliques cicatriciels « qui surviennent en général chez des sujets vieillis avant l'heure et qui simulent à s'y méprendre, dit Verneuil, les rétrécissements cancéreux. »

Quant aux symptômes douloureux ou dyspeptiques, aucun ne pouvait nous mettre sur la voie du diagnostic exact.

[1] Power, *the Lancet*.

Et d'abord, la douleur ne donne pas une indication bien nette du siège probable du néoplasme. Elle s'est cependant montrée bien avant (dix mois) qu'il n'y ait eu de la dysphagie. Elle siégeait nettement à l'épigastre, c'est à dire en un point où la douleur est généralement accu sée, aussi bien qu'il s'agisse d'un cancer de l'estomac, du cardia ou de la partie inférieure de l'œsophage. On sait de plus que la douleur, bien qu'etant un phénomène fréquent dans le cancer de l'œsophage et de l'estomac est en même temps un symptôme très variable et infidèle, on ne peut guère avoir par lui que des présomptions diagnostiques bien fragiles.

La dysphagie était continue, assez marquee mais non progressive; or, si dans quelques cancers de l'œsophage elle a souvent une marche progressive, elle peut aussi être subite et violente, comme s'il s'agissait d'un œsopha gisme nerveux ; elle ne peut donc servir à différencier la nature du rétrécissement.

Si l'on tient compte en outre de ce que jamais aucune tumeur n'a été perçue à la palpation, bien que, tou tefois celles du cardia et de la petite courbure y soient inaccessibles, et que l'impossibilité de passer une sonde ait empêché l'examen plus approfondi de la cavité gastri que, on s'expliquera aisément que le malade ait été en voyé à l'Hospice Sainte Eugénie avec le diagnostic de cancer de l'œsophage.

Le premier rétrécissement situé à 21 centimètres des arcades dentaires a disparu le 6 janvier, et on a pu alors faire passer la sonde molle.

Mais on se heurte à un nouvel obstacle. Ce nouveau rétrécissement est situé plus bas à 2 centimètres au dessus du cardia et il est impossible de le franchir même avec la sonde à bout olivaire, et de ce point comme du premier d'ailleurs, on retire l'olive sans traces de sang, ni débris de tumeurs. Au dessus de ce rétrécissement, on constate les signes de dilatation œsophagienne.

On pouvait croire, pour expliquer ce changement de place de la sténose, soit à une inoculation au niveau du rétrécissement inférieur, inoculation produite par l'entraînement des éléments cancéreux du point où semblait fixé le cancer initial sur cet autre point de l'œsophage situé au dessous ; soit à l'ulcération de la tumeur soit la déchirure de particules au niveau du premier rétrécis sement qui auraient augmenté la perméabilité du canal œsophagien. Mais ces faits, quoique cliniquement connus, sont néanmoins rares.

Il semblait donc plus probable que le premier rétrécis sement était un spasme de l'œsophage symptomatique d'une lésion organique ayant au début passé inaperçue et siégeant près du cardia. Le spasme a disparu, la sténose organique a persisté et même fait des progrès.

Le diagnostic de cancer de l'œsophage a été, on l'a vu, démenti par l'autopsie : la tumeur cancéreuse siégeait sur la grande courbure et la face postérieure de l'estomac, envahissant jusqu'au pylore.

Le cardia et l'œsophage étaient absolument normaux, il n'y avait donc eu que du spasme réflexe.

Dans notre seconde observation la malade a présenté depuis trois ans des troubles dyspeptiques et on sait que la durée du cancer de l'estomac, bien qu'il soit difficile d'en préciser exactement le début, est d'un an à quatorze mois. Elle peut atteindre ou dépasser deux ans lorsque la tumeur occupe les faces, surtout la face antérieure, et que les orifices sont respectés. On a même cité des cas, mais ils paraissent douteux[1], dans lesquels les patients ont succombé plus de trois ans après les premiers symptômes. Certaines conditions sont relativement favorables à cette longue durée et la rareté des vomissements, l'absence d'hémorragie, le peu d'intensité des phénomènes dyspeptiques, la conservation de l'appétit, une bonne hygiène, peuvent retarder la terminaison fatale.

Mais la marche du cancer de l'estomac est fatalement continue et progressive, et il est difficile d'obtenir une amélioration réelle, des aggravations brusques au contraire sont plutôt la règle. Les périodes de rémission si nettes qu'a présentés notre malade semblent peu en faveur d'un néoplasme gastrique. « Une seule condition, et elle n'est pas commune, où on observe une véritable rémission, c'est lorsque l'ulcération d'un néoplasme au niveau d'un orifice rend cet orifice de nouveau perméable et en fait cesser les phénomènes d'obstruction.

Si donc la durée pouvait laisser supposer un cancer stomacal, la netteté et la longue durée parfois de l'intermittence des symptômes semble peu en faveur de ce néoplasme; et de plus les troubles dyspeptiques du début paraissent avoir précédé l'évolution du cancer.

La dysphagie a apparu dès que les troubles dyspeptiques sont devenus à peu près permanents, même probablement quelque peu avant; elle a suivi une marche parallèle à ceux ci, mais dès le mois d'avril la malade se plaint plus

[1] Bouveret, *Traité des maladies de l'estomac.*

de dysphagie que de dyspepsie, elle sent les aliments s'arrêter en un point qui est toujours resté le même, point qu'elle montre au doigt, qui est situé à 42 centimètres des arcades dentaires et paraît correspondre au cardia. Le spasme est continu, non progressif, il a présenté quel ques variations, mais la sonde n'a jamais pu passer.

Cette observation diffère de la précédente en un point essentiel. Alors que, dans la première, jamais il n'a pu être perçu de tumeur à la palpation, chez la malade de notre seconde observation on a pu dès le mois de dé cembre 1893, c'est à dire sept mois avant sa fin diagnos tiquer et localiser la tumeur cancéreuse. Mais où ces deux observations redeviennent comparables, c'est quand on se reporte au symptôme qui dans les deux cas a dominé l'affection, au spasme de l'œsophage. On pouvait croire ici soit peut être à une seconde lésion cancéreuse de l'extrémité de l'œsophage ou tout au moins du cardia; soit plutôt à un envahissement de cet orifice par la tumeur perçue; c'est ainsi seulement que semblait devoir s'expli quer le spasme à ce niveau. La nécropsie a montré qu'il n'en était rien, le cardia et l'œsophage étaient absolument sains. Là comme dans notre première observation, le spasme n'était que réflexe.

Enfin, nos malades ont présenté encore un point commun. C'est l'identité de constitution histologique des tumeurs. Les deux tumeurs étaient nettement colloïdes. Nous ne voulons rien présumer des relations des symptômes particuliers qu'ont présentés nos malades avec la structure de la tumeur, nous relatons simplement cette coïncidence.

CHAPITRE V

Il se trouve donc parfois des malades cachectiques se présentant sous les traits de cancéreux, et qui ont, avec des troubles dyspeptiques, une dysphagie très prononcée.

L'examen des symptômes qu'ont présentes les malades de nos observations a conduit à diagnostiquer logiquement un cancer de l'œsophage.

Nous croyons cependant qu'il est possible d'arriver dans la plupart des cas à un diagnostic exact, et de distinguer, parmi les symptômes, ceux qui permettent de croire à un cancer de l'œsophage, et ceux qui semblent plutôt en faveur d'un cancer de l'estomac. Le diagnostic exact a, au point de vue du traitement surtout, une grande importance et évitera de soumettre des cancers de l'estomac au traitement du cancer de l'œsophage, traitement qui, dans ces cas est toujours inutile et tout à fait irrationnel.

En présence donc de semblables malades, présentant

une dysphagie permanente et une inanition à marche assez rapide, deux cas nettement distincts peuvent se pré senter. Si, en examinant la région épigastrique, on per çoit à la palpation une tumeur, on a un signe de certi tude du siège de la lésion.

Si la sténose est au cardia, on peut alors, ou bien sup poser la propagation au cardia du cancer de l'estomac, ou bien croire, surtout si le rétrécissement siège en un point quelconque de l'œsophage, à l'existence de deux noyaux cancéreux, l'un à l'estomac, qu'atteste la tumeur percep tible à la palpation, l'autre au point de l'œsophage où siège l'obstacle au passage des aliments.

Les faits de tumeurs multiples, d'inoculation du cancer au ponteur même de la tumeur primitive ont été démon trés par les expériences de Halm et de Cornil, et s'expli quent par une greffe des éléments cancéreux entraînés du point où était fixé le cancer initial sur un autre point du tube digestif. Mais ces cas de carcinomes doubles sont extrêmement rares.

Lorsque la palpation ne permet pas de localiser la tumeur cancéreuse et que l'on n'a aucun signe de certi tude de tumeur gastrique, on est porté le plus souvent à diagnostiquer un cancer de l'œsophage.

Dans le cancer de l'œsophage, la sténose est plus pro gressive et toujours continue, légère à son début, elle acquiert toute son intensité à mesure que la lésion fait des progrès ; c'est là sa marche la plus habituelle, mais il s'en faut, cependant, que les choses se passent toujours ainsi. On a observé des cas où la dysphagie a été subite et vio-

[1] Lacour, *Cancer de l'œsophage*, thèse, Paris, 1881.

lente, comme s'il s'agissait d'un simple œsophagisme. On a vu cette dysphagie éclater brusquement, durer deux ou trois jours, l'état normal reparaître et persister quelque temps jusqu'à un nouvel accès et les phénomènes dysphagiques peuvent affecter alors cette forme intermittente. De plus, il y a des cas où le néoplasme peu végétant ne remplit pas la lumiere du canal œsophagien et permet la déglutition. Il se peut encore qu'à certains moments la destruction et la chute de fragments du néoplasme ou leur expulsion par les régurgitations amènent unr établissement passager du calibre de l'œsophage, résultat qui peut s'obtenir également par les séances de cathétérisme.

On voit donc que le symptôme dominant que présentent en général les malades, la dysphagie, ne peut, par ses caractères et sa marche, rien faire présumer de la nature et du siége de la lésion.

En faveur du cancer de l'estomac, on a les symptômes dyspeptiques qui dans ce cas sont beaucoup plus accusés et sont les premiers à se développer. Perte de l'appétit, malaises après les repas; sensation de pesanteur et de plénitude à l'épigastre accompagnée de quelques nausées et d'éructations nerveuses. Les vomissements sont bien plus fréquents et abondants dans le cancer de l'estomac; quant aux hématémeses, elles sont tout à fait exceptionnelles dans le cancer de l'œsophage.

On pourrait faire le diagnostic en employant les moyens ordinaires d'exploration de l'estomac; mais dans certains cas comme ceux que nous avons observés, on n'a pas pu passer la sonde molle.

Dans les cas où le cathétérisme est possible, on pourrait distendre artificiellement l'estomac et en pratiquer ainsi l'inspection, la palpation et la percussion d'une façon plus profitable. On insuffle de l'air directement avec la bouche dans la sonde qui a pénétré dans l'estomac et on l'empêche ensuite de s'échapper en comprimant la sonde avec les doigts.

L'exploration terminée, on cesse cette compression, et aussitôt la rétraction de l'estomac et de la paroi abdominale expulse à l'extérieur les gaz insufflés [1].

La palpation a pu alors faire découvrir une tumeur qui jusque là paraissait douteuse ou avait pu passer inaperçue; une tumeur de la petite courbure ou de la paroi postérieure pourra cependant, même après l'insufflation, ne pas être perçue.

Ce procédé d'insufflation, en plus des contre indications de tout cathétérisme de l'œsophage ou de l'estomac (âge avancé cachexie prononcée maladies du cœur angine de poitrine artério sclérose généralisée affections des voies digestives avec troubles fonctionnels sérieux, etc.), ne doit se pratiquer que lorsque le patient est déjà habitué au contact de la sonde et peut la tolérer quelques instants, tout en gardant presque le décubitus horizontal. On fait pénétrer l'air progressivement, et on s'arrête dès que le malade éprouve une sensation de tension à l'épigastre, une tension trop forte, pouvant au contraire obscurcir les résultats de la palpation.

On pourrait aussi obtenir, lorsque la sonde molle ne peut pas passer, la distension gazeuse artificielle de l'estomac par l'ingestion de poudres effervescentes. Frerichs faisait ingérer successivement dans un verre d'eau, 1 à

[1] Bouveret, *Traité des maladies de l'estomac.*

2 grammes d'acide tartrique et une égale quantité de bicarbonate de soude. Ziemssen a porté à 3 et à 6 grammes la dose de chaque substance. « Mais ce procédé est défectueux et doit être abandonné. Il ne permet pas de graduer la distension de l'estomac et de la faire cesser à volonté [1].

La gastroscopie permettant d'explorer la face interne de l'estomac pourrait en laisser voir les lésions si difficilement perceptibles. Mais nous ne faisons que la signaler, elle est restée jusqu'à présent une pure curiosité et « il est douteux qu'elle soit jamais susceptible d'une application pratique. »

Si la dysphagie permet un repas d'épreuve et le passage nécessaire d'une sonde, on pourrait, par les caractères du chimisme stomacal, être renseigné tout au moins sur la nature de la lésion.

On sait que l'absence d'acide chlorhydrique est un signe en faveur d'un cancer, malgré qu'on l'ait quelquefois signalée dans d'autres affections gastriques, seulement ce signe n'est pas pathognomomique; la présence d'acide chlorhydrique dans le liquide du repas d'épreuve autorise très généralement à éliminer l'hypothèse du cancer seulement si on n'a aucun autre signe de cette affection. De plus, le liquide gastrique retiré après le repas d'épreuve présente une acidité faible au dessous de la normale due sans doute à la diminution notable de la sécrétion chlorhydrique et à l'action neutralisante du suc cancéreux [2]. Ces mêmes caractères du suc gastrique ont été constatés dans des cas

[1] Bouveret, *Traité des maladies de l'estomac.*
[2] Bouveret, *loc., cit.*

de rétrécissements cancéreux du cardia et de l'œsophage. Ewald a pu explorer la sécrétion dans un cancer du cardia alors que le cardia était encore perméable et a cons taté que le liquide gastrique était dépourvu de pepsine et d'acide chlorhydrique; chez trois autres malades atteints de retrécissements cancéreux, les liquides extraits par la fistule gastrique présentaient la même modification.

Terrillon [1] cite le cas d'un retrécissement d'origine ulcéreuse du cardia où la sécrétion gastrique était si active, que les bords de la fistule opératoire furent large ment digérés. On sait d'ailleurs, que les modifications du chimisme stomacal sont plus en rapport avec la nature qu'avec le siège de l'obstacle.

Chez les malades que nous avons observés, de tels pro cédés d'exploration étaient impossibles, il n'y fallait point songer. Seule l'analyse des vomissements pouvait alors avoir une portée diagnostique. Un seul fait est jusqu'à présent établi : c'est que la présence d'une grande quan tité d'acide lactique, indique un cancer de l'estomac et non de l'œsophage (*Boas*), mais ce signe peut manquer, les vomissements pouvant faire défaut.

Par contre, il nous reste un signe diagnostique, ayant une grande valeur et que nous fournit le cathétérisme, c'est la présence ou l'absence de particules cancéreuses ou hémorragiques au bout de l'olive. C'est bien là un signe pathognomonique, mais on ne l'a pas dans tous les cas de cancer de l'œsophage.

A la suite des deux observations qu'il rapporte et dans lesquelles il a été, logiquement porté à voir un retrécisse

[1] Bouveret, *loc.*, *cit.*

ment cancéreux à l'endroit d'un spasme œsophagien reconnu à l'autopsie comme réflexe et symptomatique d'une lésion cancéreuse œsophagienne ou stomacale, Lacombe [1] croit que, dans les cas où le retrécissement reste infranchissable à la sonde, le cathétérisme pratiqué sous l'anesthésie mettrait à l'abri des erreurs.

Mais outre que le cathétérisme dans ces conditions est chose difficile et pénible, aucun fait de ce genre n'a encore depuis été relaté.

Nous n'avons donc en résumé comme signes permettant le diagnostic : pour le cancer de l'œsophage, la présence de particules cancéreuses ou hématiques à l'extrémité de la sonde avec laquelle on a tenté le cathétérisme, et, en faveur d'un cancer de l'estomac, la perception d'une tumeur ou la présence d'acide lactique en quantité dans les vomissements.

Encore, croyons nous qu'il serait désirable qu'on examinât souvent les vomissements dans quelques cas bien établis de cancer de l'œsophage, pour voir si véritablement ils ne contiennent pas d'acide lactique en quantité.

[1] Lacombe, *Bulletin de la Société médicale des Hôpitaux*, Paris, 1885.

CHAPITRE VI

Nous venons de voir combien, lorsqu'intervient ce spasme réflexe, le diagnostic du siège de la lésion présente de difficultés et pourtant de l'exactitude de ce diagnostic dépend absolument le traitement.

Quand une tumeur perçue dans la région épigastrique, permet de considérer ce spasme comme symptomatique de la lésion de l'estomac, le traitement du spasme lui même n'aura que peu d'effets ; la dilatation mécanique, à l'aide de bougies œsophagiennes, qui peut avoir raison des spasmes idiopathiques, aura bien pour effet de permettre au moment même l'alimentation, mais elle n'aura qu'une action passagère, le spasme ne tardera pas à reparaître.

Les spasmes de l'œsophage cessent naturellement moins vite quand une irritation chronique de l'estomac ou de l'œsophage les a provoqués ; ils ont alors, en effet, tendance à se renouveler à bref délai tant que subsistera la cause qui les a produits par action réflexe.

Si on considérait le rétrécissement spasmodique comme

tenant à la présence à son niveau de la lésion cancéreuse, on établirait alors le traitement du cancer de l'œsophage, la gastrostomie ou la méthode de la sonde à demeure, l'introduction par l'une des narines d'une sonde molle au moyen de laquelle on alimente les malades. On a pu lutter ainsi quelque temps contre les effets de l'inanition chez des malades atteints de cancer de l'œsophage ; mais dans des cas où le spasme est symptomatique d'un cancer de l'estomac, ce traitement palliatif semble inutile et absolu ment irrationnel.

Si le diagnostic a pu se faire, c'est au traitement du cancer de l'estomac que l'on devra avoir recours. Nous ne parlerons pas du traitement médical qui est, on le sait, une ressource bien précaire. C'est au traitement chirurgical qu'il faut s'adresser. Quand la tumeur est nettement loca lisée au pylore, les faits en ont jusqu'ici justifié le trai tement, la gastro entéro anastomose.

Dans les cas, et ce sont eux surtout sur lesquels nous désirons appeler l'attention, où le spasme est bien symp tomatique d'une lésion cancéreuse de l'estomac, mais dont on ne peut préciser le siège, on aura recours à une lapa rotomie exploratrice.

Nous n'insisterons pas sur la technique de l'opération ni sur son innocuité aujourd'hui bien connue.

Non seulement cette laparotomie exploratrice permettra dans les cas difficiles d'établir un diagnostic certain et autorisera alors une intervention plus complète s'il est nécessaire, mais elle exerce par elle même une action tel lement favorable qu'elle doit être tentée lorsque l'état du malade le permet.

On s'est aperçu il y a quelques années que la simple

laparotomie agissait par elle même, Lawson Tait *(Edin burgh medical journal*, 1888) et William Withe *(Annals of surgery*, 1891) en ont rapporté quelques cas.

Dès 1890, M. le professeur agrégé Jaboulay fit des laparotomies pour des ventres distendus par le cancer, dans le seul but de faire pour eux ce qu'on fait pour la péritonite tuberculeuse et souvent ces opérations qui n'étaient que palliatives ont produit de véritables résur rections[1].

M. Trèves *(British medical Journal*, 1889) rapporte le cas d'un cancer du pylore dans lequel la laparotomie exploratrice a produit une amélioration temporaire telle, qu'on en était arrivé à douter du diagnostic.

M. Montaz a rapporté, au Congrès de chirurgie de Lyon, 1894, des cas de chirurgie de l'estomac dans les quels onze cas de laparotomie ont été suivis d'une amé lioration très appréciable bien que l'opération ait été sim plement exploratrice.

M. le professeur agrégé Jaboulay a pratiqué la lapa rotomie dans des cancers du pylore, soit de parti pris, soit dans l'intention de faire une gastro entéro anasto mose, alors que l'état des lésions examiné après la lapa rotomie lui a fait borner là son intervention.

Dans tous ces cas, la laparotomie lui a paru simple et efficace.

Il semble, que la simple laparotomie doit être pour quelque chose dans les résultats de la gastro entérostomie ou de l'entéro-entérostomie de Maisonneuve. Peut être même suffirait elle à faire cesser l'élément spasme qui

[1] Jaboulay, *Lyon médical*, 1894.

coïncide avec la tumeur. Des malades porteurs de néoplasmes du pylore ont quelquefois du spasme du cardia ou de l'œsophage tel que la sonde ne le franchit qu'avec peine et qu'on croit à un cancer en ce point.

La gastrostomie est faite et, chose curieuse, suivie d'amélioration [1].

La laparotomie, simple ou suivie de manœuvres plus profondes, agira pour sa part sur le néoplasme lui même. Elle est donc une opération efficace pour les cancers de l'estomac. Outre son action favorable en améliorant l'état local et général, elle peut aussi atténuer certains symptômes et faire également cesser les vomissements et le spasme.

Richelot a rapporté à la Société de chirurgie l'observation suivante [2] :

« En 1886, j'opérai un homme de cinquante deux ans, cachectique, atteint d'une dysphagie œsophagienne extrêmement grave, attribuée à un rétrécissement de l'œsophage probablement de nature cancéreuse.

« La laparotomie faite dans l'intention de faire la gastrotomie, je trouvai la paroi antérieure de l'estomac absolument infiltrée de cancer. Les adhérences étaient telles, qu'il me fut impossible d'attirer l'organe au dehors pour établir une bouche. L'intervention resta purement exploratrice.

« Peu de temps après, cet homme, dont la dysphagie avait été extrême, mangeait de la viande et quittait l'Hôpital très amélioré ».

[1] M. Jaboulay, *Lyon médical*, 1894.

[2] Richelot, *Société de chirurgie*, 1894, observation reproduite *in* thèse Lacombe, Lyon, 1895.

En résumé, dans les cas où jamais aucune tumeur n'est accessible à la palpation, la laparotomie exploratrice aura pour avantage d'éclairer le diagnostic et pourra permettre, suivant l'état et le siège des lésions, une intervention plus complète. Elle agira favorablement dans tous les cas, en faisant cesser certains symptômes, principalement le spasme réflexe.

Le spasme permanent et infranchissable chez des malades ayant tous les traits des cancéreux, nous semble donc une indication de la laparotomie exploratrice.

CONCLUSIONS

I. Certains cancers de l'estomac s'accompagnent de spasmes de l'œsophage. Ces spasmes plus ou moins intenses, peuvent siéger en un ou plusieurs points à des hauteurs variables, sur toute l'étendue de cet organe. Il n'est pas exceptionnel de les voir se déplacer dans le cours de la maladie.

Le plus souvent, on peut les franchir avec le cathéter à olive, mais ils empêchent complètement l'introduction de la sonde molle, et partant, l'exploration de l'estomac avec cet instrument.

II. Ils constituent un symptôme important donnant à l'affection un aspect particulier et rendant difficile un diagnostic exact.

III. Dans certains cas on perçoit à la palpation une tumeur au niveau de l'estomac. On peut alors facilement diagnostiquer un cancer de cet organe compliqué de spasme de l'œsophage, le cancer de l'œsophage secondaire à un cancer de l'estomac étant d'une extrême rareté, si tant est qu'il existe.

IV. Quand, au contraire, on ne perçoit pas de tumeur à l'épigastre, le diagnostic offre le plus souvent de grandes difficultés. L'idée d'un néoplasme cancéreux peut s'imposer par l'état général du malade, et la dysphagie, en l'absence d'un signe de certitude d'un cancer de l'estomac, rend très rationnelle l'idée d'une localisation primitive sur l'œsophage. On pourra néanmoins, par l'analyse minutieuse des symptômes et la marche de la maladie, arriver à établir le diagnostic dans la plupart des cas.

V. Ce diagnostic a une grande importance. Bien établi, on ne sera pas exposé à soumettre un cancéreux de l'estomac au traitement chirurgical du cancer de l'œsophage, qui serait pour lui inutile et absolument irrationnel. Dès lors, c'est au traitement du cancer de l'estomac qu'il faudra avoir recours.

V. Etant donnée l'inefficacité absolue du traitement médical, ces malades sont justiciables du traitement chirurgical. Dans certains cas, on sera autorisé à pratiquer une laparotomie exploratrice qui renseignera sur le siège exact de la tumeur, fera cesser le spasme, et permettra une intervention plus complète (gastro entéro anastomose), si la tumeur détermine une sténose pylorique.

BIBLIOGRAPHIE

Hoffmann. De morbis œsophagi spasmodicis (1733).

Morgagni. De sedibus et causis morborum (Epistola XXVII).

Monro. Dissertatio de dysphagia (Edimbourg, 1797).

Jourdan. Dictionnaire des sciences médicales (Art. Dysphagie 1814.)

Abernethy. Surgical observation on the constitutional origin and treatment of local diseases and on anevrysmes (London, 1824).

Mondière. Recherches sur le spasme de l'œsophage ou œsophagisme (Archives générales de médecine, 1833).

Gendron. Archives de médecine, 1858.

H. Power. The Lancet (1866).

Seney. Thèse de Paris (1873).

Peter. Rétrécissement spasmodique de l'œsophage (Gazette des Hôpitaux, 1875).

Morell Mackensie. Spasmodic strictur of the œsophagus (Medical Times and Gazette, 1876).

Brazier. Thèse de Paris (1879).

Potain. Gazette des Hôpitaux (1883).

Lacombe. Bulletin et mémoires de la Société médicale des Hôpitaux (Paris, 1885).

Bertrin. Thèse de Paris (1885).
Pfimlin. Des rétrécissements spasmodiques de l'œsophage (Thèse de Paris, 1885 86).
Osgood. Boston medical Journal, 1889.
Trèves. British medical Journal, 1889.
Eichorst. Traité de pathologie interne (t. II).
Ewald. Berlin. kinische Wochenschrift, 1892
Hartmann. Traité de chirurgie (t. V).
Duplay. Semaine médicale, 1892.
Bouveret. Traité des maladies de l'estomac.
Forgue et Reclus. Traité de thérapeutique chirurgicale (t II).
Jaboulay. Lyon médical, 1894.
Richelot. Sociéte de chirurgie (1894).
Lascoutx. De l'action curative et palliative de la laparotomie exploratrice (thèse de Lyon, 1895).

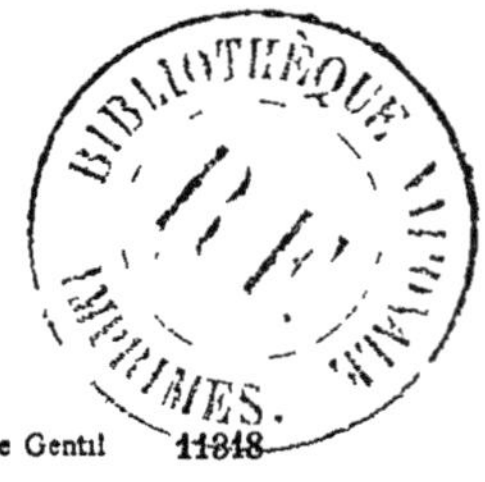

Lyon Imp Pitrat Ainé, A Rey Successeur, 4, rue Gentil 11818

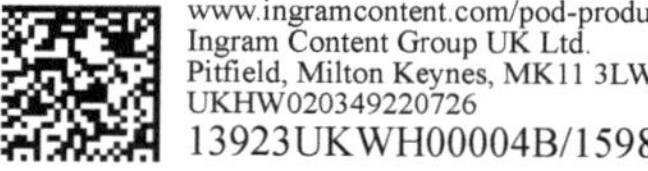
www.ingramcontent.com/pod-product-compliance
Ingram Content Group UK Ltd.
Pitfield, Milton Keynes, MK11 3LW, UK
UKHW020349220726
13923UKWH00004B/1598